DE LA

DIATHÈSE URIQUE

PATHOGÉNIE — THÉRAPEUTIQUE

PAR

E. VIAL

MEMBRE DE LA SOCIÉTÉ DE MÉDECINE PRATIQUE DE PARIS,
CHEVALIER DE LA LÉGION D'HONNEUR.

PARIS
A. DELAHAYE, LIBRAIRE-ÉDITEUR
PLACE DE L'ÉCOLE DE MÉDECINE.

1875

DE LA

DIATHÈSE URIQUE

PATHOGÉNIE — THÉRAPEUTIQUE

PARIS. — IMP. VICTOR GOUPY, RUE GARANCIÈRE, 5.

DE LA

DIATHÈSE URIQUE

PATHOGENIE — THÉRAPEUTIQUE

PAR

E. VIAL

MEMBRE DE LA SOCIÉTÉ DE MÉDECINE PRATIQUE DE PARIS,
CHEVALIER DE LA LÉGION D'HONNEUR.

PARIS
A. DELAHAYE, LIBRAIRE-ÉDITEUR
PLACE DE L'ÉCOLE DE MÉDECINE.

1875

DE LA

DIATHÈSE URIQUE

PATHOGÉNIE — THÉRAPEUTIQUE

Des deux espèces de principes alimentaires qui concourent à l'entretien de la vie, les uns, hydro-carbonés, sont brûlés très-rapidement ou s'emmagasinent dans les tissus sous forme de graisse ; les autres, azotés, sont presque intégralement assimilés, puis, après avoir séjourné un certain temps dans l'économie à l'état de tissus, sont graduellement rejetés, sous forme d'urée, dans le torrent circulatoire, d'où ils sont définitivement éliminés par les reins et par la sueur.

Mais quand la combustion est incomplète, chez les grands mangeurs à existence sédentaire, ou quand le mouvement de la désassimilation est trop rapide, comme dans beaucoup de cachexies et de fièvres graves, le sang se trouve chargé d'une proportion exagérée de principes dont l'oxydation n'a pas subi toutes ses phases : c'est alors que l'on voit apparaître l'acide urique et les urates à la place de l'urée et autres produits ultimes de la combustion.

La plus grande partie de l'acide urique et de ses sels est bien, il est vrai, rejetée par les urines, qui les déposent après la miction, par refroidissement; mais ces corps, étant très-peu solubles, ont une grande tendance, quand la sécrétion urinaire n'est pas assez abondante, à produire, soit dans les reins, soit dans la vessie, des agrégations cristallisées.

Tels sont, en quelques mots, les résultats des transformations incomplètes de la partie azotée de nos aliments. S'il en fallait une preuve sans réplique, nous la trouverions dans l'analyse de quelques concrétions arthritiques ou urinaires.

On pourra se convaincre, par la lecture des tableaux suivants, de l'énorme proportion d'acide urique et autres produits peu solubles, tels que urates, phosphates, oxalates, etc., que renferment généralement les calculs.

ANALYSE D'UN CALCUL ARTHRITIQUE

Acide urique.	20	»
Soude.	20	»
Chaux	10	»
Chlorure de sodium. . .	18	»
Chlorure de potassium. .	2	20
Matière animale.	19	50
Eau.	10	30
	100	00

(Wurtzer).

ANALYSE D'UN CALCUL URINAIRE

Acide urique.	10	»
Urate d'ammoniaque. .	40	»
Oxalate de chaux.. . . .	15	»
Phosphate d'ammoniaque	5	»
Matière animale.	20	»
Eau.	10	»
	100	»

(Laugier).

D'un autre côté, Lecanu a trouvé que, sur 109 graviers, 79 étaient composés d'acide urique presque pur ; et Prout a établi que les concrétions d'acide urique forment les deux tiers, au moins, du nombre total des noyaux de concrétion.

Si nous cherchons maintenant à nous rendre compte des conditions physiologiques qui favorisent la formation de ces dépôts urineux, nous y trouvons toutes celles qui ralentissent, ou au contraire, qui exagèrent le double mouvement d'assimilation et de désassimilation. Ainsi: le repos ou l'activité forcée; les affections dépressives physiques et morales, ou les mouvements fébriles intenses. D'un côté, en effet, l'organisme est dépourvu de l'énergie suffisante pour utiliser les aliments introduits dans le sang; de l'autre, sous le coup de fièvres graves ou d'affections aiguës, la dissociation des éléments de nos tissus est tellement rapide, qu'ils se trouvent entraînés et sont rejetés par les reins, avant d'avoir pu subir leur transformation en urée: dans l'un comme dans l'autre cas, il y a surabondance de sels, phosphates, oxalates ou autres, et surtout d'acide urique, seul ou combiné.

Quelles sont les conséquences de cette accumulation?

Si l'urine est assez abondante pour

maintenir, à la température du corps, la dissolution des sels dont nous venons de parler, elle est rouge, chargée, *fébrile*, comme on dit, et ce n'est qu'après son émission, quand elle est refroidie, que l'on voit ceux-ci se précipiter à l'état solide et cristallin.

Quand, au contraire, les liquides de l'organisme sont en trop faible proportion, ces dépôts se forment dans l'économie elle-même : c'est alors qu'apparaissent le *sable* dans les urines, les *graviers*, les *calculs*, en un mot, toutes les concrétions de volumes divers qui font le tourment des malades atteints de gravelle.

Ne savons-nous pas encore que la goutte ne menace guère ceux à qui une vie active permet d'utiliser, sans résidu, les aliments ingérés? Ceux-là n'ont point à craindre, en effet, les productions de tophus et autres concrétions anormales, dont il est si difficile de débarrasser les goutteux.

Les reins et les articulations ne sont pas seuls à souffrir de l'excédant des sels de l'économie; il nous suffirait, en effet, de rappeler les intéressantes expériences faites sur des chiens par M. le docteur Gigot-Suard.

Cet ingénieux expérimentateur, après avoir administré à ces animaux, pendant un ou deux mois, de l'acide urique à la dose de 2 à 4 grammes, dans les vingt-quatre heures, a vu se produire des lésions variées de la *surface cutanée* et de la muqueuse pulmonaire.

De son côté, M. le docteur Bouloumié a observé, pour ainsi dire constamment, chez les *uriques*, des manifestations cutanées : l'eczéma-intertrigo surtout.

Enfin, M. le professeur Pidoux, il y a quelques années, appelait l'attention sur la transformation des maladies que l'on traite à Vichy, en maladies que l'on traite aux Eaux-Bonnes.

On comprendra que nous ne nous étendions pas davantage sur un sujet qui est si bien connu des médecins, mais il nous semble légitime de conclure des faits auxquels nous venons de faire allusion, que l'*acide urique* et un certain nombre d'autres sels peu solubles deviennent rapidement, pour peu que leur proportion dépasse un certain chiffre, une cause de perturbations variées sur divers points de l'économie.

II

La rétention dans l'intimité des tissus des matières excrémentitielles, acide urique, urates, phosphates, etc., fut signalée successivement par Forber, Parkinson, Wollaston, Petit, et plus particulièrement dans ces derniers temps par Garrod, comme étant la cause prochaine et, pour ainsi dire, l'essence même de la goutte.

La conséquence toute naturelle de ces observations, fut de déterminer tous les médecins à rechercher les agents les plus capables d'éliminer ces produits étrangers de l'économie.

Plusieurs chimistes proposèrent de saturer les acides qui se trouvaient en excès dans l'organisme, en introduisant dans le torrent circulatoire une suffisante quantité de composés alcalins. Quelques-uns conçurent même l'espérance, aujourd'hui complètement abandonnée par les vrais praticiens, de dissoudre dans le rein ou dans la vessie tous les calculs déjà formés : l'expérience a, effectivement, démontré l'insuffisance du traitement en pareil cas et tous les dangers de ces tentatives.

Sans doute les alcalins, par leur double action chimique et physiologique, ont pour premier résultat de faciliter la dissolution des sels et cette propriété semble tout d'abord justifier pleinement leur emploi dans les affections dont nous nous occupons ; mais leur pouvoir dissolvant ne s'arrête pas là.

Les sels de soude, ainsi que l'ont prouvé les expériences physiologiques et les résultats cliniques, *activent* d'une façon toute spéciale *le travail de désassimilation* et, par là, mettent l'organisme dans un état d'imminence morbide, sur lequel les hommes les plus considérables de notre temps ont vivement appelé l'attention.

Qu'il nous suffise, au point de vue clinique, de rappeler les avertissements si graves que nous trouvons dans le traité de thérapeutique de Trousseau et Pidoux :

« Donner des alcalins, soit dans l'état
« de santé ou de maladie, ne peut ja-
« mais être chose indifférente. Pris sans
« indication, durant peu de temps, ils
« ne causent en somme qu'un trouble
« momentané ; pris en grande quantité
« et longtemps, *ils causent une cache-*
« *xie*, un amaigrissement déplorable.

« Déjà les anciens avaient admirable-

« ment indiqué l'influence des alcalins
« sur la composition du sang. Ils
« avaient vu que ce liquide nourricier
« devenait plus fluide, qu'il se décolo-
« rait, et que, à la fin, il s'établissait une
« cachexie alcaline caractérisée par la
« pâleur, la bouffissure générale, des
« hémorrhagies passives. En outre, il
« survenait un amaigrissement irrépa-
« rable. Depuis quelques années, l'u-
« sage excessif que l'on a fait des eaux
« de Vichy, de Carslbad et de Pougues
« dans le traitement de la goutte, a per-
« mis de juger cette grave question, et
« nous ne craignons pas de dire que
« *l'abus des alcalins a causé plus de mal*
« *que l'abus de l'iode et du mercure.* »

Depuis que ces lignes ont été écrites, il est peu de praticiens qui n'aient été à même de se rappeler nombre d'observations dans lesquelles la médication alcaline avait amené des perturbations générales dans les actes de la nutrition, ou des suffusions séreuses.

D'autre part, des expériences physiologiques entreprises en France, en Allemagne et en Angleterre, ne tardèrent point à démontrer que les alcalins sont bien loin de mériter la faveur dont ils ont joui pendant longtemps.

M. le docteur Constant et autres expérimentateurs consciencieux ont obtenu les résultats suivants avec les bi-carbonates de potasse et de soude, pris à la dose de 5 grammes par jour :

1° La sécrétion urinaire *n'a point augmenté* dans les 24 heures;

2° La réaction de l'urine est devenue à peine neutre;

3° *L'urée* a très-notablement *diminué*, de 20 à 25 p. 100;

4° Une *anémie* profonde a succédé, chez des individus différents, à l'ingestion d'une pareille dose de ces alcalins, réitérée pendant une période de 8 à 10 jours.

Voici d'ailleurs comment s'exprime M. le docteur Constant, dans son travail sur l'action physiologique des alcalins :

« Je citerai en premier lieu un état « d'anémie profonde dans lequel m'a « jeté le bi-carbonate de soude, vers la « fin de la seconde période de cette ex« périence. Je suis devenu pâle, j'ai « commencé à éprouver des faiblesses « dans les jambes, j'ai eu quelques ver« tiges, et enfin j'ai maigri d'une ma« nière notable.

« J'ai eu, en outre, des *épistaxis* ré« pétées qui sont survenues vers la fin « de cette même période. Cet état de

« faiblesse a persisté encore assez long-
« temps après que j'eus complètement
« abandonné l'usage du bi-carbonate de
« soude et que mes urines eurent ac-
« quis leur acidité normale. Ce n'est que
« cinq ou six semaines après la fin de
« mon expérience, que tous les symp-
« tômes d'anémie se sont dissipés. »

Plus récemment, de nouvelles expériences faites sur lui-même, par M. le docteur Climent, sont venues confirmer plus clairement l'action cachectisante de la médication alcaline et démontrer l'altération du sang qui, moins riche en éléments globulaires, se prête plus facilement à l'exhalation.

L'observation avait déjà montré que la tendance hémorrhagique coïncide le plus souvent avec l'excès de l'alcalinité du sang; ce phénomène n'a rien que de naturel, quand on réfléchit à l'action dissolvante des alcalis sur les albuminoïdes.

De leur côté, MM. les docteurs Löffler et Münch obtinrent, à l'étranger, des résultats analogues à ceux des expérimentateurs français.

De l'exposé qui précède, il ressort donc nettement que l'emploi des eaux minérales alcalines fortes ne doit point être fait à la légère. Si l'on considère, en effet, que la plupart des maladies qui semblent réclamer l'usage de ces eaux, ont une marche chronique qui nécessite un traitement prolongé, le danger de leur emploi frappe les yeux les moins clairvoyants. M. le docteur Mallez, dont on peut hardiment invoquer l'autorité, a si bien compris les suites de l'usage abusif des alcalins, que nous le voyons, dans son savant *Traité de thérapeutique de l'appareil urinaire*, ne prescrire les eaux alcalines qu'avec la plus grande réserve, dans les cas de catarrhe vésical et de diathèse urique. Nous nous croyons donc autorisé à penser que les médecins prudents doivent réserver pour les cas aigus et, par conséquent, pour les traitements de courte durée, des agents aussi profondément débilitants.

Ces réflexions, on le comprend, ne s'appliquent point au même degré à l'emploi des eaux minérales *très-faiblement alcalinisées*, telles que Vittel et autres eaux, sur l'action desquelles nous revenons plus bas.

III

Les avantages que peuvent procurer les alcalins, étant ainsi compensés trop souvent, et au-delà, par de véritables dangers, le médecin n'a-t-il aucun autre moyen de s'opposer à la formation des corps étrangers de l'économie, gravelle, pierre, etc. ? Nous ne le pensons pas.

Deux conditions sont à remplir : d'une part, provoquer le passage, à travers les reins, d'une suffisante quantité de liquide pour s'opposer à la précipitation des sels peu solubles ; d'autre part, assurer la combustion complète des principes azotés de nos aliments.

Les eaux si légèrement alcalines de Vittel et de Contrexéville répondent, il est vrai, à la première de ces deux indications ; mais, pour nous, il est probable qu'elles agissent bien plus par *leur masse* que par leurs principes minéralisateurs.

Nous espérons prouver qu'il existe une classe de corps, bien autrement précieux que les alcalins, et qui, par leur action complexe, remplissent plus sûrement que les premiers les indications multiples que présentent les maladies dont nous nous occupons.

Que nous faut-il, en effet?

Il faut premièrement, dans l'état chronique, provoquer l'expulsion des corps étrangers ou prévenir leur formation ; secondement, chaque fois que le mal passe à l'état aigu, il faut éteindre les crises douloureuses qui épouvantent si justement les malades. Enfin, il faut encore combattre les accidents, catarrhe, etc., que la présence des calculs peut déterminer dans la vessie.

Chose remarquable, nous trouvons dans un seul et même corps les diverses qualités que réclame une situation aussi compliquée; nous voulons parler de *l'huile de Genévrier*.

Ici, en effet, existent au plus haut degré toutes les propriétés des balsamiques si bien résumées dans le passage suivant que nous empruntons à M. le professeur Bouchardat :

« Introduits dans l'appareil de la cir-
« culation, les principes actifs des balsa-
« miques y produisent des effets dignes
« d'être notés. C'est d'abord une *stimu-*
« *lation* générale, qui se manifeste plu-
« sieurs heures après leur administration,
« par une élévation du pouls, une agi-
« tation fébrile insolite, etc.; mais, ce
« qui est surtout remarquable, c'est de

« la pesanteur dans la région des reins, « c'est la *modification* que l'urine éprouve « dans son odeur et souvent aussi dans « sa composition. »

Avant de poursuivre l'étude de l'action physiologique et thérapeutique des balsamiques, et plus spécialement de l'huile de genévrier, exposons d'abord, en quelques mots, l'origine et la nature de ce médicament.

L'huile de genévrier est un produit de combustion et de distillation réunies des baies et du bois de genévrier, *juniperus oxycedrus*. Cet arbre est, dans l'espèce, celui qui contient la plus grande quantité d'huile essentielle et de principes résineux; ses baies, riches en essence et en résine, servent surtout à la fabrication de l'*eau-de-vie de genièvre,* et son bois fournit à la pharmacie ce goudron particulier qu'on nomme *huile de cade vraie*.

L'huile de genévrier participe donc tout à la fois des propriétés du goudron par ses produits résineux et de celles de la térébenthine, par son huile essentielle, qui est un carbure isomérique de l'essence de térébenthine, bien supérieur à son isomère par une odeur plus forte et par une saveur plus brûlante.

Elle possède, on le voit, tous les caractères des médicaments dits *excitants*. Aussi n'est-il pas étonnant que son ingestion soit d'abord suivie d'un sentiment général de chaleur, avec poussée légère à la peau ; plus tard, survient de la sensibilité du côté des reins, avec augmentation de la quantité des urines.

En même temps l'odeur particulière de l'huile se retrouve tout à la fois dans la sécrétion urinaire, dans les fécès et dans les produits éliminés par les poumons et par les glandes sudoripares.

On conçoit facilement quelle intensité plus grande doit donner aux actes de sécrétion, une substance qui s'élimine ainsi par tous les émonctoires de l'organisme, et combien elle est propre à entraîner les produits de combustion dont la stagnation dans les tissus amène tant de désordres.

Reprenons maintenant plus en détail chacun de ces phénomènes et signalons-en les conséquences thérapeutiques.

Tube digestif. — L'influence excitante de l'huile de genévrier commence avec la digestion. L'estomac et les intestins, dont les sécrétions, en même temps que les mouvements, se trouvent augmentés, remplissent leurs fonctions avec une activité plus grande;

de là, le retour de l'appétit et l'élaboration plus complète des aliments.

Circulation. — Introduit dans le torrent circulatoire, le médicament traduit son influence par le sentiment général que nous avons déjà signalé et qui résulte d'un mouvement plus rapide du liquide sanguin et d'une combustion plus complète des éléments que l'absorption intestinale lui apporte sans cesse, pour être transformés dans l'intimité de tous les tissus.

La première conséquence de ce phénomène est une *augmentation de l'urée* et une *diminution de l'acide urique*, corps moins oxydé et surtout moins soluble; la seconde est le passage à travers les reins, dans un même espace de temps, d'une quantité de liquide plus considérable; et nous ferons remarquer, à ce propos, que ce n'est jamais aux dépens de l'intégrité des tissus ou des liquides de l'économie que s'acquièrent ces avantages, première supériorité de ce balsamique sur les alcalins.

Reins. — « *L'infusion des baies de genièvre et leur extrait,* disent Trousseau « et Pidoux, *sont plus spécialement appropriés à faciliter la sécrétion de l'urine dans les hydropisies et à fortifier l'estomac.* »

« *Leur spécialité d'action,* dit à son « tour M. le professeur Gubler, dans « ses Commentaires du Codex médicamentarius, leur spécialité d'action ou « du moins la prédominance de leurs « effets, du côté de l'appareil urinaire, a « fait réserver leur emploi pour le cas « où il convient d'augmenter la *diurèse.* »

Que dire de plus après cette opinion du savant professeur de thérapeutique de la Faculté de médecine?

N'est-il pas évident que le passage, par les reins, d'une quantité de liquide beaucoup plus considérable qu'à l'état normal, s'oppose efficacement à la formation et au séjour dans cet organe des corps peu solubles qui auraient de la tendance à s'y produire et à s'y fixer?

Aussi n'ajouterions-nous rien aux deux attestations si catégoriques et si autorisées que l'on vient de lire, si nous ne cédions au désir de faire connaître un fait qui nous a semblé curieux et de nature à les confirmer. Nous l'avons observé dans nos départements du Nord, dans la Belgique et dans la Hollande.

Dans ces pays où la bière, d'un prix peu élevé, se boit à doses souvent considérables, les buveurs ont remarqué que ceux qui consomment dans leur soirée de cinq à dix litres de bière, quelquefois plus, sont exposés, surtout quand la bière est vieille ou provient de brasseries différentes, à éprouver le lendemain une sorte de cystite passagère, mais très-douloureuse, caractérisée par de fréquentes envies d'uriner, suivies chaque fois de l'émission de faibles quantités d'urine rouge et épaisse.

Aussi les voit-on boire, avant de se séparer, un et même deux verres d'eau-de-vie de genièvre ou schiedam; et, si vous les interrogez sur le but d'une telle pratique, ils vous répondent que c'est pour faire « *couler la bière*. »

L'expérience prouve, en effet, que ceux qui ont adopté cette ligne de conduite sont affranchis le lendemain du supplice de la *chaude-pisse de bière*.

Et, si nous cherchons maintenant à

nous rendre compte théoriquement de ce résultat, nous en trouvons l'explication dans la double action du genièvre qui, *excitant de digestion*, permet au tube digestif de se débarrasser de la masse considérable de glucose, de dextrine et de produits azotés contenus dans la bière; et, *excitant de combustion*, provoque leur transformation complète dans le sang et dans l'intimité des tissus. De là, cette absence d'acide urique et de produits irritants.

C'est bien effectivement au genièvre qu'il faut rapporter cette action, car on ne la voit jamais suivre l'emploi des autres alcooliques. Aussi n'est-il pas étonnant que ceux qui font un usage modéré du genièvre soient si constamment à l'abri de la gravelle.

Mais ce n'est pas là le seul effet par lequel l'huile de genévrier signale son passage à travers les reins : semblable en cela à un certain nombre d'hydrocarbures, elle possède encore la très-précieuse propriété *d'insensibiliser* les surfaces au contact desquelles elle est amenée. C'est ainsi que des malades ont vu disparaître avec une rapidité inespérée les *douleurs* si redoutées sous le nom de coliques néphrétiques. Cette action, comme on le verra plus loin, s'est manifestée d'une façon incontestable dans plusieurs cas, et cet avantage ne sera pas le moins précieux aux yeux des médecins auxquels les malades demandent du soulagement (1).

(1) Il est probable que c'est à l'action anesthésique de l'huile de genévrier, dont le sang est chargé en arrivant au foie, qu'il convient encore d'attribuer l'apaisement, déjà plusieurs fois constaté, des crises douloureuses de la colique hépatique.

Vessie. — Quand l'huile de genévrier arrive dans la vessie, nous observons d'abord que, par suite de modifications survenues dans sa constitution moléculaire, peut-être même dans sa composition chimique, en présence de l'oxygène, elle manifeste sa présence par une odeur toute particulière qu'on retrouve pendant la miction. C'est sans doute à une oxydation du même genre, qu'il faut rapporter l'odeur de violettes que communique aux urines l'essence de térébenthine, quand elle a traversé le torrent de la circulation.

Mais il y a des résultats bien autrement intéressants que nous allons signaler.

Rappelons-nous, en effet, qu'une des conséquences les plus constantes de la gravelle est le *catarrhe vésical*, avec diminution de la contractilité des parois musculaires et prédisposition aux *hémorrhagies*.

Les urines, par suite de leur séjour prolongé dans le réservoir urinaire et de leur mélange avec le muco-pus sécrété par la muqueuse, deviennent *ammoniacales* et sont elles-mêmes une nouvelle cause d'irritation de l'organe qui les renferme. Or l'huile de genévrier, comme tous les produits essentiels, prévient cette fermentation ammoniacale. Car, elle provoque les contractions complètes et efficaces de la vessie, rendant ainsi impossible la stagnation prolongée de l'urine et supprimant une seconde cause de fermentation.

De même que les hydrocarbures, mais plus spécialement la térébenthine, dont l'action *hémostatique* est depuis longtemps démontrée, elle met fin aux hématuries.

On remarque, à la suite de l'ingestion du médicament, certaines modifications de l'urine, que les propriétés plus haut constatées pouvaient du reste parfaitement faire prévoir. Comme nous l'avons dit déjà, les contractions énergiques de la vessie expulsent complètement le liquide qu'elle contient et dont les premières parties sortent surchargées de muco-pus, de cellules épithéliales et souvent aussi de sable et de graviers; puis, au bout d'un temps très-court, ces caractères du liquide excrété se modifient favorablement, indiquant par là les changements salutaires survenus dans la vessie : l'urine, plus abondante et plus claire, ne contient plus que quelques cellules d'épithélium qui restent suspendues dans le liquide sous forme d'un nuage léger.

Ajoutons que les *graviers* qui arrivent dans la vessie, n'y rencontrant plus de muco-pus capable de les agglutiner, sont rejetés avant de s'être constitués à l'état de calculs volumineux. Ainsi s'explique l'observation, faite par un certain nombre de médecins, de l'apparition d'une plus grande quantité de graviers, rendus avec la miction, pendant les premiers temps du traitement.

On voit donc que nous avions raison de dire, dès le début de ce chapitre, que, par ses propriétés multiples, l'huile de genévrier répondait à elle seule à toutes les indications que présentent les maladies auxquelles bon nombre de médecins l'ont opposée jusqu'ici, comme vont le démontrer les quelques faits que nous citons à la suite.

OBSERVATION I

(Recueillie par M. le Dr LEXCELLENT.)

Juin 1874.

M. M.....y, 46 ans, mécanicien à la maison Cail, demeurant rue Violet, n° 27, à Grenelle, sur le point de partir faire une partie de pêche avec un de ses frères, éprouve un malaise général qui l'oblige à se coucher. Il reste pendant 36 heures dans une somnolence presque ininterrompue (chez sa mère, aux Batignolles), se fait transporter chez lui et me fait appeler.

Ce qui le gênait le plus, c'était une douleur obtuse qu'il s'obstinait à accuser dans le côté droit.

Ne trouvant aucun signe stéthoscopique, je finis par obtenir un renseignement précieux. M. M....y *n'urinait* qu'une fois en 24 heures, et encore difficilement.

Guidé surtout par ce fait et par la douleur qui se limita dans la région rénale droite, je fis prendre à mon malade 2 *capsules Vial*, matin et soir, ainsi que de l'eau de Vichy coupée de lait.

J'omettais de dire que le malade supportait avec la plus grande peine les diverses tisanes que j'avais pu conseiller.

Des cataplasmes laudanisés chauds sur la région douloureuse furent aussi employés.

Dès ce moment, l'état de M. M...y changea comme par enchantement; la miction devint peu à peu possible, et tous les symptômes alarmants disparurent.

J'ai fait continuer les capsules Vial; le malade en a pris douze flacons environ, et chaque fois qu'il vient me voir il m'apporte des graviers qu'il rend, *sans douleur aucune*. Les plus gros sont plus gros qu'un grain de chènevis.

Aujourd'hui, 10 décembre, il sort de chez moi, m'apportant des graviers qui sont dix fois plus petits que ceux du début.

M. le Dr Lexcellent accompagnait cette observation de la lettre suivante, qui fera mieux apprécier toute la valeur thérapeutique de l'huile de Genévrier :

Monsieur,

Voici une observation sur l'effet que j'ai obtenu, au moyen de vos capsules de Genévrier, sur un malade atteint de coliques néphrétiques larvées.

Le succès a été complet.

J'ai employé par analogie vos capsules contre des engorgements hépatiques et m'en suis très-bien trouvé.

L'observation ci-contre a ceci pour elle, que je suis sûr que la médication a été *une*, et aidée seulement par de l'eau de Vichy (qui seule n'avait jamais rien produit chez ce malade).

Le sujet de l'observation est membre d'une société de secours mutuels admirablement organisée, où tous les médicaments sont fidèlement octroyés, où la surveillance est très-bien faite, et ne permet pas l'accès à des substances autres que celles prescrites par le médecin.

Veuillez agréer, etc.

Dr LEXCELLENT.

OBSERVATION II

(Recueillie par M. le Dr Leboucq.)

Le sujet de cette observation n'est autre que Mme Leboucq, sa mère, âgée de 60 ans, tempérament nervoso-sanguin. La mère morte probablement d'une maladie de Brigth.

Santé parfaite jusqu'à 56 ans.

Fatigue très-prononcée par la maladie de son mari (rhumatisme avec paralysie presque complète des membres).

Gravelle urique, d'abord peu sensible, augmentant peu à peu, sans douleurs d'abord, puis *douleurs rénales* sourdes.

Première attaque véritable de coliques néphrétiques en 1869. Le traitement par les alcalins réussit à arrêter la maladie.

Plusieurs attaques de médiocre intensité en 1870-1871-1872, mais à chaque fois le traitement par les alcalins parvient, au bout d'un temps plus ou moins long, à calmer les douleurs rénales.

Mais en 1873, *coliques néphrétiques atroces*, se répétant et augmentant de jour en jour. Un nouveau symptôme, l'*hématurie*, apparaît; et, à chaque crise, l'écoulement sanguin augmente, et la malade tombe dans un état d'anémie tellement prononcé, qu'elle ne peut plus ni marcher, ni même quitter son fauteuil.

Les traitements habituels ne produisant aucune amélioration, on en arrive aux capsules Vial. Le soulagement fut tellement instantané, que la malade, fort incrédule pour toute préparation pharmaceutique, en fut émerveillée. Continuées pendant plusieurs semaines, les capsules Vial déterminèrent une amélioration si considérable que la malade crut devoir les cesser. Une petite rechute qui survint fut arrêtée par le même agent.

Les *hématuries* ont complétement cessé et n'ont pas reparu, plus d'une année après le traitement. Les capsules d'huile de Genévrier ont donc une efficacité absolue sur les coliques néphrétiques et sur les hématuries qui en dépendent.

OBSERVATION III

(Recueillie à la clinique de M. le professeur MALLEZ.)

M. F... Claude, âgé de 31 ans, exerçant la profession de tourneur en bois, s'est présenté à la clinique du Dr Mallez, le 12 janvier 1874. C'est un homme d'apparence vigoureuse.

Comme maladie antérieure, il dit avoir eu une blennorrhagie d'une courte durée à l'âge de 25 ans.

En 1866, il a ressenti pour la première fois des douleurs en ceinture qui, pendant environ un an, sont revenues à des époques plus ou moins éloignées ; on lui a ordonné de l'eau de Vichy, de la tisane de bourgeons de sapin. En 1867, il a consulté M. Tillaux, qui a constaté un rétrécissement et l'a guéri par la dilatation lente.

Depuis il ne se sentait plus de rien, si ce n'est qu'il y a trois semaines, il a eu une *colique néphrétique* qui a duré 10 heures. Il ne sait pas s'il a rendu des graviers.

M. le Dr Mallez pratique le cathétérisme avec

une sonde en argent à courte courbure, et il constate des colonnes charnues. Au toucher rectal pratiqué avec le doigt, la prostate donne la sensation du bois; dans le sillon médian sont deux nodosités élastiques (phlébolites).

Analyse de l'urine. — Urine acide, jaune, claire, limpide, odeur normale, laissant déposer une très-légère *couche de sable rouge*. — Densité 1021. — Pas d'albumine, pas de sucre.

L'acide urique dosé se trouve dans cette urine à raison de 0,92 cent. par litre.

Examen microscopique. Le dépôt examiné au microscope laisse voir une grande quantité de cristaux d'acide urique, au milieu desquels on rencontre des cellules épithéliales pavimenteuses de la vessie.

Comme traitement, M. le Dr Mallez lui prescrit : 1° les capsules à l'huile de Genévrier de Vial, à prendre 4 par jour.

2° 5 grammes d'iodure de potassium dans 300 grammes de sirop d'écorces d'oranges amères; 2 cuillerées à soupe par jour.

3° Des lavements avec de l'eau de son.

Le 26 janvier il reprend un second flacon de capsules et accuse du mieux.

Le 20 février, le mieux persistant, il ne prend plus que 2 capsules par jour.

L'examen de l'urine indique une moindre quantité d'acide urique.

Peu de temps après, le malade ne souffrant pas du tout, l'analyse de son urine permet de constater qu'il ne rend plus que 0,72 d'acide urique par 1000.

A l'examen microscopique on trouve quelques débris épithéliaux et quelques rares leucocytes.

OBSERVATION IV

(Recueillie à la clinique de M. le professeur Mallez.)

M. J... Benoist, âgé de 50 ans, exerçant la profession de typographe, s'est présenté à la clinique du Dr Mallez, le 7 novembre 1873, se disant atteint de *gravelle;* c'est un homme d'apparence robuste; il est très-tourmenté.

Comme maladies antérieures, il dit avoir eu deux blennorhagies, de 20 à 26 ans; la première a duré environ six semaines, et la seconde huit mois.

Il a eu une attaque de *coliques néphrétiques* en 1870.

Il dit avoir uriné du sang, il y a quelques jours et souffrir à la fin de la miction depuis environ trois semaines; il accuse une constipation opiniâtre.

M. le Dr Mallez pratique le cathétérisme avec une sonde en argent à courte courbure, et il constate une déformation prostatique et une diminution de capacité de la vessie.

Analyse de son urine. Urine acide, jaune pâle, légèrement trouble, laissant un *abondant dépôt de sable rouge*, au-dessus duquel on trouve un dépôt nuageux, blanchâtre et très-mobile. Densité 1026. — Pas d'albumine. — Pas de sucre.

En dosant l'acide urique, on trouve 1.18 pour 1000.

Examen microscopique. Sous le champ du microscope, l'on voit des cristaux *d'acide urique* en grand nombre; globules *de pus* en quantité notable. Epithelium vésical assez abondant.

M. le Dr Mallez lui ordonne de prendre :

1° Des capsules d'huile de Genévrier à la dose de 4 par jour;

2° Deux grands bains alcalins par semaine.

Le malade a pris 6 flacons de capsules d'huile de Genévrier de Vial, et il s'en est trouvé soulagé.

L'analyse de son urine n'a plus accusé d'acide urique que dans la proportion de 0,76 pour 1000.

OBSERVATION V

(Recueillie par M. le Dr Guillon.)

M. D...., 74 ans, goutteux, vient me voir pour la première fois en 1869. Il se plaint de rendre depuis longtemps des graviers et du sable. J'examine ses urines que je trouve muco-purulentes, ammoniacales et sanguinolentes. Constatation de pierres.

Je l'opère, par la lithotritie, de plusieurs calculs composés d'un noyau central, très-dur, d'acide urique que recouvrent des couches moins résistantes de phosphates ammoniaco-magnésiens.

Peu de jours après l'opération, il se rend à Contrexéville, où il a l'habitude d'aller depuis plusieurs années.

22 avril 1873. — Malgré l'usage journalier de boissons minérales, ses urines renferment toujours de l'acide urique. Je prescris des capsules à l'huile de genévrier, à prendre quatre par jour; 2 le matin, 2 le soir.

13 mai 1873. — L'exploration vésicale per-

met d'affirmer qu'il n'y a plus de graviers. Les urines ne déposent plus d'acide urique.

Mars 1875. — M. D.... continue de prendre à distance les capsules Vial, bien qu'il ne fabrique plus de sable, et il a peine à se figurer qu'il est entré dans sa 80e année, tant il se trouve rajeuni depuis son opération.

Dr Alfred Guillon.

OBSERVATION VI

(Recueillie par M. le Dr Guillon.)

16 février 1873. — M. Louis P...., 49 ans, tempérament bilieux; a eu plusieurs violents accès de goutte; a remarqué depuis plus d'une dizaine d'années que ses urines, en se refroidissant, déposent sur les parois des vases un sable fin et rougeâtre; maux de reins fréquents, avec accompagnement de vomissements, qui laissent M. P.... pendant plusieurs jours dans un grand état d'anéantissement.

4 mai 1873. — J'assiste pour la première fois à l'une de ces crises. Le canal est obstrué par un gros gravier que l'on sent au périnée, en arrière des bourses, et la miction est tout à fait impossible. Je retire, non sans peine, ce gravier qui a la forme d'un petit noyau de datte et mesure 9 millimètres sur 6; son extraction donne aussitôt passage à une grande quantité d'urine jumenteuse et sanguinolente.

9 mai. — M. P...., d'un caractère difficile, se

refuse absolument à l'examen vésical que je lui propose, et part pour Contrexéville, où il rend plusieurs graviers.

Tout aussi absolu aux eaux qu'à Paris, M. P...., au lieu de s'en tenir à la prescription médicale, exagère le traitement dans un but d'économie, afin de rester moins longtemps aux eaux, d'où il revient fatigué et dégoûté.

2 octobre. — M. P...., me fait appeler près de lui pour le soulager : il ne peut uriner et je parviens à refouler dans la vessie un gravier qui s'est arrêté au col. Bien malgré lui, il est obligé de se soumettre à un examen qui amène la constatation d'un petit calcul.

29 octobre. —Après avoir préparé les voies, je saisis ce calcul que je broie ; son volume était de un centimètre et demi ; sa composition, de l'acide urique presque pur et très-dur.

1er novembre. — Je prescris les capsules d'huile de genévrier, 2 au milieu de chacun des principaux repas.

14 novembre, 28 décembre 1873, 22 février

1874. — M. P.... continue toujours les capsules, quoiqu'il ne rende plus d'acide urique.

25 mars 1875. — Je revois M. P.... qui n'a pas eu d'accès de goutte ni de coliques néphrétiques depuis 13 mois. Son urine redevenue normale ne renferme plus d'acide urique en excès.

Dr ALFRED GUILLON.

OBSERVATIONS

DE CALCULS VÉSICAUX CHEZ LES ENFANTS.

(Recueillies par M. le Dr LETHIÈRE.)

PREMIÈRE OBSERVATION (VII).

Gaston L., rue de Londres; enfant de nature bilieuse et nerveuse.

Il avait cinq ans lorsque je fus appelé près de lui; je trouvai cet enfant ne pouvant uriner malgré ses efforts et criant par suite de douleurs très-vives qu'il éprouvait sur la région du pubis, douleurs qui s'exaspéraient par la plus légère pression; vomissements, frissons, pouls donnant 130 pulsations, peau sèche et brûlante.

Je prescrivis un bain de siége assez chaud, des cataplasmes sur le ventre, des boissons délayantes et une potion calmante. Quelques heures après, quand je voulus le sonder, je trouvai l'enfant calme; il avait éprouvé une douleur de déchirement le long de l'urèthre, et, au dire de la mère, on avait entendu un choc dans le vase; l'urine était alors venue abondamment, mais tout avait été jeté.

Je mis l'enfant à un régime d'exercice, de boissons légèrement alcalines, à la décoction d'uva ursi et de loin en loin je lui fis administrer quelques médicaments spéciaux; cependant sès urines étaient souvent *chargées d'acide urique*, et souvent on trouvait dans le vase une grande quantité *de sable rouge*. Quelque temps après, il fut tout à coup pris de douleurs semblables aux premières et la dysurie revint comme auparavant. Les bains et les cataplasmes étant renouvelés, l'enfant rendit *trois petits graviers* de la grosseur de petits pois.

En 1873 je commençai à lui faire prendre de deux à quatre capsules d'huile de genévrier chaque jour et les urines se modifièrent bientôt. Elles sont, depuis, restées constamment moins chargées et l'émission en est toujours facile.

L'enfant n'a plus ressenti aux reins les douleurs dont il se plaignait souvent avant la prise de ce médicament.

La santé générale est bien meilleure.

Dr Lethière.

Mars 1875.

Deuxième observation (VIII)

(Recueillie par M. le Dr Lethière.)

L...., rue de Laval, enfant de 7 ans et demi, d'un tempérament lymphatique et très-nerveux.

Son frère mort à l'âge de 9 ans avec un énorme calcul dans la vessie.

Cet enfant a commencé à souffrir à l'âge de 4 ans. Depuis, ses urines étaient généralement *chargées, boueuses* et fréquemment elles s'incrustaient en rouge vif dans le vase. Émissions souvent involontaires avec souffrances au méat urinaire, le long du canal et même au périnée.

On avait fait suivre au petit malade plusieurs traitements sans aucun résultat.

Depuis six à huit mois que je fais prendre à cet enfant des capsules d'huile de genévrier, je constate un changement favorable dans l'ensemble de tous ces symptômes. Les *douleurs sont moindres,* les urines à peine chargées, le sommeil est meilleur, l'enfant a plus d'appétit et de gaieté.

Il n'est pas encore complétement guéri, mais j'espère beaucoup de la continuation de cette huile de genévrier.

Dr Lethière.

Mars 1875.

OBSERVATION IX

(Recueillie par M. le Dr Caron.)

M. G...., propriétaire, rue de Turenne, 78 ans, était atteint, depuis 18 mois, d'un *catarrhe vésical,* qui ne paraissait pas lié à une diathèse calculeuse. Urines fort abondantes, alcalines, si purulentes qu'on peut évaluer à environ 40 grammes la quantité de pus rendue dans l'urine à chaque émission.

Le cathétérisme pratiqué à différentes époques ne donnait que des indications négatives, le canal était libre, la prostate relativement peu développée, et la vessie ne donnait aucune trace de calcul.

Tous les moyens ordinaires, bains généraux, diurétiques, préparations de quinquina, boissons émollientes, eaux minérales, alcalines, de Vichy et Contrexéville, boissons térébenthinées, tout restait impuissant à conjurer le mal qui allait sans cesse croissant. Je soumis alors le patient à la médication de l'huile de genévrier, en désespoir de cause. Après quelques jours de ce traitement, la tolérance de la vessie commença à s'exprimer, les émissions se ralentirent, et le malade, qui auparavant ne pouvait goûter aucun repos, à cause de la nécessité de satisfaire aux mictions, put reposer une heure ou deux. J'ai constaté de jour en jour une diminution sensible dans les quantités comme dans les qualités du mucus et des éléments purulents que renfermait l'urine. Bientôt la santé générale de ce vieillard se réconforta; il retrouva de l'espoir, de la gaieté, et il put reprendre ses habitudes et ses promenades.

Je ne puis dire qu'il soit radicalement guéri, car, de temps à autre, par le froid ou par la fatigue, soit même à la suite d'émotions un peu vives, il voit ses urines se troubler, mais, grâce aux capsules d'huile de genévrier, il arrive à contenir les progrès du mal, à conserver son équilibre, et à vivre assez paisiblement.

OBSERVATION X

CATARRHE VÉSICAL CONSÉCUTIF A LA BLENNORRHAGIE.

(Recueillie par M. le Dr CARON.)

M. Chem..., typographe, âgé de 40 ans, avait contracté dans les derniers mois de 1874, une blennorrhagie légère qui, à la suite d'un traitement populaire, avait amené une longue alternative de rechutes d'uréthrite.

Il vint alors me consulter vers la fin de janvier. Ce qui le préoccupait par-dessus tout, c'était la fréquence des mictions et la présence dans ses urines d'une prodigieuse quantité *de matière gluante,* au-dessous de laquelle il avait remarqué *du pus.*

Je lui conseillai de faire usage des capsules d'huile de genévrier, qu'il prit à la dose de 6 par jour.

Dix jours après, tous ces phénomènes avaient disparu sous l'influence du médicament. J'ai fait continuer le traitement et les urines sont redevenues claires et sans dépôt. Le *catarrhe vésical est aujourd'hui complétement guéri*

OBSERVATION XI

CATARRHE VÉSICAL RHUMATISMAL.

(Recueillie par M. le Dr CARON.)

Avril 1875.

M. Rad...., âgé de 56 ans, marchand de primeurs, demeurant rue Pierre-Lescot, n° 7, est affecté depuis plusieurs années de rhumatismes articulaires qui, par intervalles, s'exaspèrent au point de le tenir au lit pendant des périodes de 15 à 20 jours consécutifs.

A la suite de plusieurs de ces crises, il a remarqué que ses urines étaient devenues *filantes, muqueuses*, qu'elles déposaient en notable quantité *du pus*, et qu'elles exhalaient une odeur très-prononcée et fort désagréable.

Je lui ai conseillé les capsules Vial, qu'il a prises au nombre de six à dix par jour, et bientôt il a constaté une diminution très-marquée de la sécrétion mucoso-purulente. Ses urines ont repris leur limpidité habituelle et n'exercent plus sur la vessie cette excitabilité qui le condamnait à de si fréquentes émissions, quand elles étaient sédimenteuses.

J'ai souvent revu le malade depuis; j'ai même été appelé à lui donner tout récemment des soins pour une nouvelle crise rhumatismale, et, cette fois, je n'ai plus observé de catarrhe vésical comme précédemment.

CONCLUSIONS

De ce qui précède, nous croyons pouvoir conclure que :

1° L'huile de genévrier remplace avantageusement les sels alcalins dans toutes les affections goutteuses, arthritiques, dans la gravelle, etc., en un mot, dans toutes celles qui sont caractérisées par la présence, en excès, d'acide urique et autres sels de nos sécrétions ;

2° *Excitant de digestion*, elle relève les forces, en activant les fonctions digestives, au lieu de produire de l'anémie, comme font les alcalins ;

3 *Excitant de combustion*, elle provoque l'oxydation complète des corps

azotés et assure leur transformation en urée.

4° Puissamment *diurétique*, elle assure la dissolution ou l'élimination de tous les sels qui auraient de la tendance à séjourner dans le rein;

5° *Balsamique*, elle arrête les fermentations ammoniacales de l'urine dans la vessie, guérit les *catarrhes* de la muqueuse, met fin aux *hématuries* et rend au réservoir urinaire la contractilité normale;

6° Enfin, *anesthésique*, elle fait disparaître avec rapidité les accès douloureux des *coliques néphrétiques* et *hépatiques*.

PARIS. — IMP. VICTOR GOUPY, 5, RUE GARANCIÈRE.

VICTOR GOUPY

www.ingramcontent.com/pod-product-compliance
Ingram Content Group UK Ltd.
Pitfield, Milton Keynes, MK11 3LW, UK
UKHW031948260826
14628UKWH00004B/1926

9 782019 663971